Libro de Recetas de la Dieta Paleo

Más de 50 Recetas Saludables inspiradas en la Dieta Paleo para Desayunos, Almuerzos, Cenas y Postres

Tabla De Contenido

Introducción

Quiero agradecerte y felicitarte por haber descargado el libro, *"Dieta Paleo: Una guía para la Dieta Paleo con más de 50 Recetas para Desayunos, Almuerzos, Cenas y Postres"*.

En este libro encontrarás pasos comprobados y estrategias sobre cómo seguir la dieta paleolítica. Esta dieta, conocida popularmente como la dieta paleo, se trata de reconfigurar el organismo para que funcione a su nivel más alto de salud. Comer alimentos similares a los que nuestros antepasados cavernícolas solían comer hace cientos de años puede tener este efecto. La dieta incluye alimentos que pueden encontrarse fácilmente en la naturaleza, tales como frutas y vegetales, nueces y carnes.

La dieta paleo tiene muchos beneficios, como ayudar con la pérdida de peso, combatir enfermedades e inflamación en el organismo, brindar más energía y mucho más. En el primer capítulo de este libro puedes aprender los beneficios y pasos simples para seguir la dieta paleo.

Lo mejor de esta dieta es que no tienes que sufrir ni pasar hambre: incluso puedes disfrutar postres hechos con ingredientes integrales y saludables. En las siguientes páginas encontrarás recetas para preparar estos exquisitos postres, además de muchas otras recetas para platos y comidas del día.

Gracias nuevamente por descargar este libro, ¡y espero que lo disfrutes!

Los autores señalados en este libro poseen todos los derechos de autor que no pertenecen al editor.

La información contenida en estas páginas solo tiene fines informativos, y es de carácter universal. La información es presentada sin ningún tipo de contrato o garantía.

Las marcas registradas que aparecen aquí se mencionan sin consentimiento escrito, sin permiso ni respaldo de sus titulares. Todas las marcas registradas y de otro tipo mencionadas en este libro aparecen estrictamente con fines educativos y pertenecen a sus titulares, quienes no están relacionados con esta publicación.

Capítulo 1: Breve Resumen de Todo Lo Que Necesitas Saber Sobre la Dieta Paleo

Mucho antes de la revolución agrícola, hace unos 10.000 años, la pirámide alimenticia de las personas estaba definida por algo conocido como la dieta paleolítica. Esta dieta también ha sido llamada la dieta de los cazadores y recolectores o la dieta del cavernícola, ya que consiste en su mayoría de carnes, frutas, vegetales y nueces. La dieta paleo es una dieta libre de productos refinados y procesados, tales como azúcares artificiales y granos refinados. La dieta se enfoca en alimentos sanos, integrales y llenos de nutrientes para que lo único que se llene sea tu estómago y no tu cintura.

La dieta paleo se dio a conocer en la década de 1970, aunque solo se hizo popular en la última década. La idea general es que el cuerpo humano puede regresar a un estado mejor de salud si regresa a las raíces de su dieta original: la alimentación de la era cavernícola. Este capítulo te enseñará lo que debes saber sobre la dieta paleo, incluyendo sus beneficios y algunas pautas básicas antes de continuar con las secciones de recetas de este libro.

Beneficios de la Dieta Paleo

Algunos de los beneficios de la dieta paleo incluyen:

#1: La Dieta Paleo es Para Cualquiera

La dieta paleo se adapta fácilmente a una cantidad de requisitos para la salud. Ya que se enfoca en comidas saludables, en lugar de cumplir con una cierta ingesta calórica, esta dieta se ajusta a las necesidades de cualquiera que busque adelgazar, es perfecta para atletas, o incluso para la persona común que solo busca comer de manera más saludable.

#2: La Dieta Paleo es Saciante

A diferencia de muchas dietas, no es necesario morir de hambre cuando sigues la dieta paleo. Las comidas que comes tienen muchos nutrientes, proteínas y grasas saludables. Esto significa que tú (y tu cuerpo) se sentirán más saciados y como resultado, es probable que comas menos.

#3: La Dieta Paleo Puede Controlar y Prevenir Algunas Enfermedades

La dieta paleo ha sido estudiada a profundidad en las últimas décadas, y la mayoría de las investigaciones muestran resultados prometedores para muchos aspectos. Comer una dieta baja en alimentos refinados y procesados se ha demostrado como un factor clave para reducir las enfermedades cardíacas, mejorar los niveles de colesterol y controlar la diabetes tipo 2.

#4: La Dieta Paleo Tiene Beneficios Anti-Inflamatorios

La dieta paleo se basa en el principio de que las dietas de las personas han evolucionado más que sus cuerpos. Muestra de esto son las alergias a elementos como el gluten y los lácteos. Ya que la dieta paleo no incluye este tipo de alimentos, tiene propiedades anti-inflamatorias naturales que benefician al organismo. Las personas que siguen esta dieta comen normalmente frutas y vegetales ricos en antioxidantes, lo que ayuda a combatir la inflamación en todo el cuerpo.

#5: La Dieta Paleo Mejora Tu Energía

Cuando comes mejor, tu cuerpo se siente mejor. Teniendo en cuenta que las comidas de la dieta paleo son ricas en nutrientes, vitaminas y minerales, tu cuerpo consigue mejores fuentes de energía para funcionar al máximo. Esto puede acabar con la fatiga y ayudarte en tu rutina de ejercicio. Además, puedes dormir mejor ya que tus niveles de energía se estabilizan a lo largo del día.

Pautas Básicas para la Dieta Paleo

Seguir la dieta paleo es algo bastante simple: en general, solo debes evitar granos, azúcares y alimentos refinados y procesados, y cualquier otro alimento que no existía cuando nuestros ancestros vivieron hace 10.000 años. La mayoría de las personas que siguen la dieta paleo también evitan productos lácteos, en especial aquellos altamente procesados.

Además de evitar las comidas refinadas y procesadas, debes optar por carnes, frutas y vegetales completamente orgánicos. Los alimentos de origen orgánico son importantes en esta dieta. Es recomendable comer carne alimentada con pasto y similares, en lugar de carne de animales alimentados con granos, ya que esta carne implica los mismos riesgos y problemas que la ingesta de granos y cereales refinados para las personas.

Lo Que Puedes Comer

Los alimentos que puedes comer en la dieta paleo incluyen:

- Carnes magras

- Nueces y semillas

- Frutas y vegetales

- Mariscos

- Grasas saludables

Lo Que Debes Evitar

Los alimentos que debes evitar en la dieta paleo incluyen:

- Granos (en especial los granos refinados)

- Azúcares

- Alimentos Procesados

- Almidones

- Legumbres

- Lácteos

- Alcohol

- Café

Puede que después de leer la lista anterior te preguntes si verdaderamente es posible preparar una comida con solo ese tipo de alimentos. Los capítulos siguientes de este libro te ofrecerán recetas deliciosas para cada comida del día, incluyendo postres que incluyen ingredientes saludables de la dieta paleo. ¡A disfrutar!

Capítulo 2: Recetas para Desayunos Paleo

Avena Falsa de Canela y Manzana

Esta 'avena' dulce y picante es perfecta para satisfacer tus ganas por desayunar un cereal bien caliente. Puedes terminar este plato con unas manzanas, canela, pasas o nueces extra.

Ingredientes (para 1 porción)

- 1 y ½ tazas de puré de manzana sin azúcar
- ½ taza de mantequilla de almendras con trozos
- ¼ taza de leche de coco entera
- 1 y ½ cucharaditas de canela (o cantidad al gusto)
- ½ cucharadita de nuez moscada molida

Preparación

Llevar todos los ingredientes a una sartén pequeña y calentar a fuego medio. Revolver constantemente por 10 minutos, hasta que los ingredientes estén calientes y bien integrados. Añadir tus frutas preferidas por encima antes de servir.

Frittata de Puerro Vegetariana con Ensalada de Rúcula

Esta receta vegetariana de la dieta paleo está cargada de sabor. Es perfecta para los fines de semana, pero tan rápida de hacer que puedes prepararla como desayuno durante la semana.

Ingredientes (para 8 porciones)

Para la frittata:

- 12 huevos
- ½ taza de leche de coco entera
- ¼ taza de aceite de coco
- 1 puerro pequeño cortado en rodajas
- 2 dientes de ajo triturados
- ¼ cucharada de sal
- 1/8 cucharadita de pimienta

Para la ensalada de rúcula:

- 4 tazas de rúcula baby empaquetada sin apretar
- ½ taza de tomates uva cortados a la mitad
- 1 y 1/2 cucharadas de aceite de oliva
- 3/4 cucharadita de vinagre balsámico

Preparación

Precalentar el horno a 350 F. Verter la leche de coco en un bol mediano y añadir sal. Mezclar antes de añadir los huevos batidos, y luego batir hasta tener una mezcla homogénea.

Agregar aceite de coco a una sartén de hierro fundido y llevar a fuego medio. Cocinar los puerros por 5 minutos hasta que estén blandos, añadir el ajo y cocinar hasta que suelte su aroma, y luego por otro minuto. Verter los huevos en la sartén y agregar pimienta y sal al gusto. Llevar al horno por 20-25 minutos hasta que esté listo. No cocinar demasiado la frittata o tendrá una textura gomosa.

Cuando esté casi lista, batir en un recipiente el aceite de oliva y el vinagre balsámico. Dejar que la frittata repose por 5 minutos cuando salga del horno. Colocar rúcula por encima, los tomates cortados y el aderezo de oliva y vinagre.

Batido de Coco con Chía y Bayas

Bayas maduras y sabrosas de tu elección, combinadas con frutas y verduras mixtas, además de leche de coco para la ingesta de grasas saludables y semillas de chía para ese refuerzo de proteína. Una manera excelente de empezar la mañana.

Ingredientes (para 2 porciones)

- 1 taza de bayas congeladas de tu elección

- 2 tazas de hojas de espinacas baby

- 1 banana

- ¼ taza de leche de coco entera

- 3 cucharadas de semillas de chía

- 1 cucharadita de aceite de coco

Preparación

Cortar la banana en rodajas y llevarla a una licuadora con los otros ingredientes. Licuar hasta que el batido alcance la consistencia deseada, añadiendo agua de ser necesario mientras se licua. Si lo deseas, puedes servir con semillas de chía extra, hojuelas de coco y más bayas.

Muffins de Banana y Zanahoria

A diferencia de la mayoría de los muffins sin harina, estos son increíblemente esponjosos. También están llenos de nutrientes, grasas saludables y proteína.

Ingredientes (para 12 porciones)

- 2 tazas de harina de almendras
- 1 y ½ tazas de zanahorias ralladas
- 3 huevos
- 3 bananas
- 1 taza de dátiles deshuesados
- ¾ taza de nueces
- ¼ taza de aceite de coco derretido
- 2 cucharadas de bicarbonato de sodio
- 1 cucharada de canela
- 1 cucharadita de vinagre de sidra de manzana
- 1 cucharadita de sal

Preparación

Precalentar el horno a 350 F. Tamizar la harina, la canela, el bicarbonato y la sal en un bol grande y reservar. Luego llevar los dátiles, los huevos, las bananas, el aceite de coco y el vinagre a un procesador de alimentos y procesar hasta que todo se haya integrado bien.

Añadir esta mezcla de dátiles y banana a la harina previamente tamizada. Mezclar hasta integrar bien los ingredientes. Añadir la zanahoria y las nueces con movimientos envolventes, asegurándote de no mezclar demasiado. Con una cuchara, verter la mezcla en 12 moldes con papel para muffins. Llevar la bandeja al horno por 25 minutos o hasta que los muffins estén firmes.

Muffins Veganos de Calabaza y Calabacín

Esta es otra deliciosa receta de muffins bastante húmeda y esponjosa. Esta no lleva huevos ni leches, lo que la hace completamente vegana. Es bastante ideal para el otoño, y ofrece una opción baja en carbohidratos para disfrutar el delicioso sabor de la calabaza.

Ingredientes (para 6 porciones)

- 1 taza de harina de almendras

- ½ taza de harina de tapioca

- ½ taza de harina de coco

- 2 tazas de puré de calabaza

- 1 taza de dátiles deshuesados

- ½ taza de bayas mixtas congeladas

- 1 calabacín pequeño rallado

- ¾ taza de almendras cortadas

- ¼ taza de aceite de coco

- 6 cucharadas de agua

- 2 cucharadas de semillas de linaza molidas

- 1 cucharada de pimienta de Jamaica

- 1 cucharada de canela en polvo

- 2 cucharaditas de bicarbonato de sodio

- 1 cucharadita de vinagre de sidra de manzana

- 1 cucharadita de sal

Preparación

Precalentar el horno a 350 F. En un bol pequeño añadir el agua y la linaza y dejar reposar por 5 minutos o hasta que tenga una consistencia pegajosa. Mientras esperas, tamizar las tres harinas, la pimienta, canela, bicarbonato y la sal en un bol grande. Mezclar bien y reservar.

Llevar la calabaza, dátiles, aceite de coco y el vinagre de sidra de manzana a un procesador de alimentos y procesar hasta que los dátiles estén en trozos. Mezclar esto con las harinas tamizadas usando movimientos envolventes, sin mezclar demasiado.

Luego añadir el calabacín, las bayas y las nueces, también con movimientos envolventes. Verter la mezcla final en 6 moldes con papel para muffins y hornear por 25 minutos o hasta que estén firmes.

Tortilla de Camarón y Aguacate

Los camarones no son un ingrediente común en las tortillas, pero esta receta hará que te preguntes por qué nunca lo habías probado. Es un plato perfecto para empezar el día, además el aguacate y el camarón brindan las grasas saludables necesarias.

Ingredientes (para 2 porciones)

- 4 huevos batidos

- ¼ libra de camarones pelados, desvenados y sin cola

- ½ aguacate pelado, deshuesado y cortado en cubos

- 1 tomate cortado en cubos

- 1 cucharada de cilantro fresco picado

- 1 cucharadita de aceite de coco

- ½ cucharadita de sal

- ¼ cucharadita de pimienta

Preparación

Calentar una sartén grande a fuego medio, añadir aceite de ser necesario y cocinarlos camarones hasta que estén rosados completamente. Cortarlos y reservar mientras se prepara el resto de la tortilla.

Añadir la mitad de la sal a los huevos batidos y reservar. Calentar una sartén a fuego medio alto y añadir el aceite de coco. Cuando esté bien caliente, verter los huevos moviendo la sartén para que el huevo se extienda hasta los bordes de la sartén.

Mientras se cocinan, mezclar los tomates con el aguacate y el cilantro. Añadir sal y pimienta al gusto y reservar. Cuando la tortilla esté casi lista, añadir los camarones a una mitad de la tortilla. Doblar la otra mitad de la tortilla sobre los camarones y cocinar por 1-2 minutos. Retirar de la sartén con cuidado y llevar a un plato. Colocar la mezcla de tomate y aguacate por encima.

Cazuela de Salchicha y Calabacín

Este guiso para el desayuno incluye el delicioso sabor de la salchicha acompañado de calabacín bien tierno, una combinación que se mantiene junta con huevos. Algunos de sus otros sabores salados vienen de los hongos y el tomillo.

Ingredientes (para 4 porciones)

- 1 libra de salchichas de desayuno molidas

- 3 calabacines medianos

- 6 hongos cremini cortados en mitades

- 1 cebolla picada en cuartos

- 6 huevos

- 2 cucharadas de harina de almendras

- 2 cucharaditas de tomillo fresco picado

- ½ cucharadita de ajo

- ¼ cucharadita de pimienta de cayena

- ¼ cucharadita de sal

Preparación

Precalentar el horno a 400 F. Luego llevar el calabacín, hongos y cebollas a un procesador de alimentos con una cuchilla para ralla (también se pueden rallar los vegetales manualmente). Una vez procesados, volcar sobre una toalla de papel para retirar el exceso de humedad. Llevar esta mezcla a un molde para hornear de 8x8, esparciendo uniformemente.

Desmenuzar la salchicha sobre los vegetales. Espolvorear la harina de almendras y luego el tomillo. Reservar mientras se combinan los huevos con el ajo, la cayena y la sal en un bol. Batir por 30 segundos o hasta que los huevos se hayan integrado bien con los ingredientes. Verter esta mezcla sobre los vegetales y la salchicha.

Llevar al horno y cocinar por 50 minutos hasta que esté dorado y los huevos y la salchicha se hayan cocinado completamente. Si ves un poco de agua, no te preocupes; esto ocurre porque los vegetales se deshidratan mientras se cocinan. Dejar que la cazuela se enfríe por 15 minutos antes de servir.

Sándwich BLT Deconstruido con Huevos

¿Quién no disfruta con un sándwich relleno de tocino crujiente, lechuga bien fresca y tomates jugosos? Esta versión del BLT clásico no necesita los productos a base de granos y añade a la preparación aguacates, almendras crujientes y huevos cocinados en grasa de tocino.

Ingredientes (para 2 porciones)

- 6 rebanadas de tocino crudo cortadas en cubos

- 4 huevos

- 1 aguacate pelado, deshuesado y rebanado

- 1 taza de tomates cherry cortados en mitades

- 2 tazas de espinaca baby

- 1 y ½ cucharadas de almendras cortadas

Preparación

Llevar el tocino a una sartén precalentada a fuego medio bajo. Cocinar por 15 minutos revolviendo constantemente. Tomar 1 cucharada de la grasa y reservar.

Añadir los tomates y la espinaca a la sartén con el tocino y cocinar revolviendo por 2-3 minutos hasta que los tomates estén calientes y las hojas de espinaca se hayan sofrito. Mientras esperas que los vegetales se cocinen, llevar una segunda a fuego medio y freír los huevos con la grasa de tocino reservada.

Servir el tocino, la espinaca y el tomate en 4 platos. Colocar los huevos por encima, seguidos del aguacate y las almendras.

Revuelto de Chorizo

Este plato incluye chorizo picante y huevos esponjosos con un toque de pimientos rojos y cebollas, cubierto por salsa fresca y/o cilantro al momento de servir.

Ingredientes (para 2 porciones)

- 4 huevos

- ½ libra de chorizo corriente cortado en rodajas (sin ingredientes extra)

- 1 pimiento rojo cortado en cubos

- ½ cebolla cortada en cubos

- 1 cucharada de aceite de coco

- ¼ cucharadita de sal

- ¼ cucharadita de pimienta

- ¼ cucharadita de salsa picante (o al gusto)

Preparación

Llevar una sartén a fuego medio alto y añadir el aceite de coco. Luego agregar las cebollas y cocinar por 5 minutos hasta que estén doradas. Añadir el chorizo y los pimientos a la sartén, cocinar por 5-10 minutos. Las cebollas deben estar transparentes y el chorizo debe estar crujiente por los bordes.

Mientras esperas que el chorizo se cocine, batir los huevos en un bol junto a la sal y la pimienta. Verter los huevos en la sartén con el chorizo y cocinar, revolviendo de vez en cuando hasta que estén firmes y esponjosos. Servir con salsa picante.

Panqueques de Coco y Canela

Estos panqueques deliciosos son un poco más densos de lo que esperarías porque solo incluye ingredientes de la dieta paleo. Sin embargo, están cargados de sabor y son el sustituto perfecto cuando necesitas saciar ese antojo de carbohidratos por la mañana.

Ingredientes (para 4 porciones)

- ½ banana madura y hecha puré
- 2 huevos
- 1 y ½ cucharadas de harina de coco
- 3 cucharadas de leche de coco entera
- 1-2 cucharadas de aceite de coco para freír
- ½ cucharadita de canela
- ½ cucharadita de extracto de vainilla
- ½ cucharadita de vinagre de sidra de manzana
- ¼ cucharadita de bicarbonato de sodio
- 1/8 cucharadita de sal

Preparación

En un bol, aplastar bien la banana y añadir los huevos, la leche de coco, el extracto de vainilla y el vinagre. Mezclar hasta integrar bien. En otro bol, mezclar los ingredientes secos. Justo antes de cocinar, mezclar los ingredientes secos con la banana y los huevos hasta obtener una mezcla homogénea.

Calentar el aceite de coco en una sartén a fuego medio y añadir más mientras se cocina. Con una cuchara, verter la mezcla en la sartén y cocinar por 1-2 minutos hasta que se empiecen a formar burbujas. Voltear y cocinar por 30 segundos o 1 minuto por el otro lado. Servir calientes.

Batido de Mantequilla de Almendras y Manzana

Esta receta dulce y ácida es tan deliciosa que ni siquiera llegas a probar la espinaca. El batido es rico en vitaminas y nutrientes, además de aportar proteínas.

Ingredientes (para 2 porciones)

- 2 tazas de espinacas baby

- 1 banana picada y congelada

- 1 manzana verde Abuela Smith sin el centro y picada

- 1 taza de agua fría

- 3 cucharadas de mantequilla de almendras

Preparación

Llevar todos los ingredientes a una licuadora y licuar hasta que estén bien integrados. Seguir licuando hasta que el batido tenga la consistencia deseada. También puedes ajustar la medida de agua para que sea más ligero o más espeso.

Hamburguesa Paleo con Huevos y Queso de Anacardos

En la dieta paleo, es algo muy difícil para las personas abandonar los lácteos, en especial el queso. Este queso de anacardos es un sustito excelente en este plato sustancioso, que también puede servirse en cualquier comida del día.

Ingredientes (para 4 porciones)

- 1 y ½ libras de carne molida

- 1 taza de anacardos crudos

- 4 huevos

- Jugo de 1 limón

- 1 diente de ajo triturado

- 4 rebanadas gruesas de tomate

- 4 hojas de lechuga enteras

- Condimentos para hamburguesas de tu elección

- ¼ cucharadita de sal

- 1/8 cucharadita de pimienta (o al gusto)

Preparación

Empezar remojando los en agua por 2-4 horas antes de que estén listos para cocinar. Llevarlos aun bol con suficiente agua fría y cubrir. Cuando estén listos, escurrir los anacardos y llevarlos a un procesador de alimentos junto al ajo, el jugo de limón y sal. Procesar hasta obtener una mezcla suave.

Tomar la carne molida y dar forma de 4 hamburguesas. Sazonar con sal, pimienta y cualquier otra especia que desees. Cocinar las hamburguesas en una sartén grande hasta el término de cocción deseado. Retirar del pan y reservar los jugos de la carne. Usar la grasa de hamburguesa para cocinar los huevos hasta que las claras estén bien cocinadas (o más, según lo prefieras).

Para servir, colocar las hamburguesas sobre una hoja grande de lechuga. Por encima, colocar ¼ del queso de anacardos, un tomate y el huevo. Si lo deseas, puedes decorar con cebollín picado.

Capítulo 3: Recetas para Platos Fuertes Paleo

Salmón Ahumado con Eneldo e Hinojo

La combinación de salmón y eneldo es ancestral. Estos sabores clásicos se unen en este plato rápido y muy fácil de preparar. Ya que es una receta sencilla, es una gran opción si estás aprendiendo a cocinar salmón.

Ingredientes (para 4 porciones)

- 8 oz. de salmón ahumado cortado en4 piezas de 2 oz. cada una

- 3 bulbos grandes de hinojo cortados en cubo

- 4 cucharadas de eneldo fresco picado

- 2 cucharadas de aceite de coco

- ¼ cucharadita de pimienta negra

Preparación

Llevar una sartén a fuego medio alto. Cuando esté caliente, agregar el aceite de coco y mover para esparcir bien sobre la sartén. Agregar el hinojo en cubos y saltear por 10 minutos o hasta que esté tierno. Luego agregar el salmón ahumado cortado en piezas y cocinar completamente. Decorar con eneldo fresco y pimienta negra antes de servir.

Cerdo con Ajo y Jengibre servido sobre Arroz de Coliflor

El ajo picante y el jengibre se unen en este plato. Debes prepararlo con tiempo, dejando que el cerdo se marine por 2-3 horas (24 horas sería ideal). Para esta receta se necesita cocinar el arroz con una parte de la marinada, de manera que el sabor se distribuya por todo el plato.

Ingredientes (para 4 porciones)

- 1 y ½ libras de solomillo de cerdo

- 1 cabeza de coliflor cortada en floretes

- 2 cucharadas de jengibre fresco o 2" de la raíz cortada en rodajas

- 6 tallos de cebollín recortado y picado finamente

- 2 dientes de ajo picados

- 1 taza de Aminos de coco

- 1 taza de vino blanco

- 1 cucharada de aceite de coco

- 1 cucharadita de sal

Preparación

Prepara el cedro cortándolo en filetes de 1 pulgada. Llevarlo a un bol o una bolsa de plástico con cierre hermético. En un bol, mezclar vino blanco, aminos y las el ajo y jengibre picado. Verter la mezcla sobre la carne de cerdo y cubrir bien, sellar y llevar a la nevera por 2 horas o todo un día, volteando la carne o aplastándola varias veces.

Antes de cocinar, llevar una sartén grande a fuego medio alto. Retirar el solomillo de la marinada y reservar la marinada para después. Esparcir sal en ambos lados del solomillo. En la sartén caliente, añadir aceite de coco y mover para distribuir bien. Cuando el aceite empiece a humear, agregar el solomillo y cocinar por 3-4 minutos por cada lado. La temperatura interior debe llegar a 145 F.

Cuando la carne se cocine, reservar y dejar reposar por 5-10 minutos. Mientras se espera, preparar el arroz de coliflor. Llevar el arroz al procesador como normalmente se haría. Retirar las rodajas de jengibre de la marinada y verter sobre la sartén donde se cocinó el cerdo. Cuando empiece a hervir, agregar el 'arroz' y cocinar bien por 2-3 minutos. Servir colocando el arroz y la salsa sobre el plato con el solomillo por encima y decorar con cebollín.

Sándwich BLT Paleo con Portobello

En esta receta se sustituye la espinaca por lechuga y se añade aguacate a la preparación; sin embargo, los sabores tradicionales del BLT aún están allí. El portobello funciona como una 'pan' bastante sustancioso para este sándwich.

Ingredientes (para 2 porciones)

- 4 hongos portobello medianos

- 4 rebanadas de tocino cortadas en la mitad y cocinadas

- 1 taza de espinacas

- 1 aguacate

- 1 tomate cortado en rodajas

- ¼ cebolla amarilla cortada en rodajas

- ¼ taza de mantequilla de anacardos (o mostaza Dijon, según lo prefieras)

- 1 cucharada de aceite de coco

Preparación

Limpiar los hongos y quitar el tallo hasta quedar con solo el sombrero. Usar la mostaza o la mantequilla de anacardos y untar por la parte de adentro de cada sombrero. Cubrir dos sombreros con el tocino y los vegetales y luego colocar los otros dos para formar los sándwiches.

Precalentar la parilla. Untar el sándwich con aceite de coco y asar a la parilla por 2-3 minutos hasta que estén bien tostados.

Pastel de Carne Danés

Este pastel de carne tiene huevos y harina de almendras para mantener unida la carne y los vegetales en la mezcla. La textura suave y esponjosa de este pastel se contrasta con el tocino crujiente que se esparce por encima. Servir acompañado de tus vegetales favoritos.

Ingredientes (para 4 porciones)

- ½ libra de pavo molido

- ½ libra de cerdo molido

- 4 rebanadas de tocio

- 6 hongos cremini cortados en rodajas

- 1 cebolla picada

- 1 huevo batido

- ¼ taza de leche de coco entera

- 1 cucharada de aceite de coco

- 1 cucharadita de sal

- ½ cucharadita de pimienta

Preparación

Precalentar el horno a 400 F mientras se prepara el pastel de carne. Añadir aceite de coco a una sartén y llevar a fuego medio. Cocinar los hongos y las cebollas por 10 minutos hasta que estén tiernos y empiecen a dorar.

Mientras se cocinan los hongos y las cebollas, mezclar en un bol el pavo y el cerdo con el huevo batido, la leche de coco, la harina de almendras, sal y pimienta. Dejar que los hongos y las cebollas se enfríen un poco antes de agregar a la mezcla de carne, y luego integrar bien.

31

Con las manos, dar forma de rollo a la carne y colocar sobre un molde para hornear previamente engrasado. Esparcir el tocino por encima del pastel y cocinar por 50-60 minutos, hasta que esté cocinado completamente y el tocino esté crujiente. Desechar los jugos de la carne o reservar para otra receta.

Chuletas de Cerdo Dulces y Saladas con trocitos de Cacao y Calabaza Moscada

El cerdo es una carne que puede usarse en muchas recetas y es un ingrediente perfecto junto a la calabaza moscada dulce. Los trocitos de cacao dan un sabor salado y textura crujiente al exterior de la tierna chuleta de cerdo.

Ingredientes (para 4 porciones)

- 4 chuletas de cerdo sin hueso (4-6 oz. cada pieza sin grasa)

- 1 calabaza moscada mediana sin piel y cortada en cubos

- 2 tazas de espinaca

- 1 huevo

- 1/3 taza de trocitos de cacao crudo picados

- 2 cucharaditas + 1 cucharadita de aceite de coco

- 1 cucharada de miel cruda

- ¼ cucharadita de canela en polvo

- 1 cucharadita de sal

- ½ cucharadita de pimienta

Preparación

Con un ablandador de carne, golpear cada lado de las chuletas para que la carne se ablande. Batir el huevo en un bol pequeño. Bañar cada chuleta con el huevo y luego sazonar con sal, pimienta y los trocitos de cacao.

Llevar una sartén a fuego medio. Añadir 2 cucharaditas de aceite de coco. Cuando esté caliente, agregar la calabaza y cocinar por 5 minutos, revolviendo constantemente para evitar que se pegue. Llevar otra sartén a fuego medio y calentar el aceite de coco restante. Cocinar las chuletas por 3-4 minutos por cada lado o hasta que su temperatura alcance los 165 F.

Después de llevar el cerdo a la sartén, agregar la miel y la canela a la calabaza moscada. Cocinar por 5-6 minutos más, sazonar con sal y pimienta si lo prefieres. Servir la calabaza sobre una cama de espinaca fresca junto a la chuleta.

Pasta Primavera con Camarones y Espárragos

Esta pasta fresca y veraniega está hecha con fideos de calabacín (conocidos como *zoodles*) y camarón para ofrecer proteína. Es un gran almuerzo o puede acompañar una cena.

Ingredientes (para 2 porciones)

- 4 calabacines medianos

- 1 libra de espárragos recortados y picados en rodajas de 1 pulgada

- ½ libra de camarones pelados, desvenados y sin cola

- ¼ libra de hongos cremini mushrooms cortados en rodajas

- 2 dientes de ajo picados

- ¼ taza de vino blanco

- 3 cucharadas de aceite de oliva

- 2 cucharadas de estragón fresco picado finamente

- ¼ cucharadita de sal

- ¼ cucharadita de pimienta

Preparación

Empezar la receta preparando los fideos de calabacín. Pelar el calabacín y luego usar una mandolina para hacer 'fideos' al estilo juliana, o usar un pelador de vegetales y pelar el calabacín a lo largo. Llevar los fideos a un colador. Añadir sal y agitar. Dejar que los fideos reposen por 20 minutos, agitando de vez en cuando. Escurrir bien y secar cualquier exceso de líquido.

Una vez escurridos, añadir aceite de oliva a una sartén grande y dejar que se caliente. Añadir el ajo y los hongos, saltear por 3-5 minutos hasta que los creminis estén tiernos. Agregar los espárragos y saltear con los hongos y el ajo rápidamente antes de agregar el vino blanco. Cubrir la sartén y dejar que todo se cocine por 2 minutos o hasta que el espárrago se ablande y su color sea verde brillante.

Agregar el estragón fresco, los camarones y la pimienta. Cocinar por 2-3 minutos hasta que el camarón se haya cocinado completamente y su color sea rosado. Cuando la mezcla de espárragos esté lista, añadir los fideos de calabacín y servir bien caliente.

Envuelto de Carne y Vegetales al Estilo Asiático

En lugar de usar una tortilla a base de harina altamente procesada, este envuelto usa una variedad bien crujiente de lechuga iceberg o bibb. Los sabores de la salsa de pescado, aminos de coco, jengibre y una selección de vegetales se unen para lograr una experiencia al estilo asiático.

Ingredientes (para 2 porciones)

Para los envueltos:

- 1 libra de carne molida
- 6 hojas grande s de lechuga (enteras)
- ¼ cabeza de col verde (repollo) rallada
- 4 champiñones cortados en rodajas
- 2 dientes de ajo triturados
- 1 cebolla picada
- 1 cucharada de jengibre fresco picado
- 1 cucharada de salsa de pescado
- 1 cucharada de aminos de coco
- 1 cucharada de vinagre de sidra de manzana

Para acompañar:

- 2 cebollines picados
- 1 zanahoria rallada
- ¼ de cabeza de col verde rallada

Preparación

Llevar una sartén a fuego medio y agregar las cebollas y la carne. Cocinar por 7-8 minutos hasta que esté dorada. Añadir el jengibre y el ajo y cocinar por1-2 minutos hasta que suelten su aroma.

Luego añadir la col y los hongos, cocinar por 5-6 minutos hasta que estén tiernos. Agregar salsa de pescado, aminos y vinagre, y cocinar por otro minuto hasta que la mezcla se cocine bien.

Reservar y preparar el acompañante al mezclar todos los vegetales dentro de un bol. Con una cuchara colocar la mezcla de carne en las hojas de lechuga y decorar por encima con los vegetales.

Muslos de Pollo con Coco y Citronela

Estos tiernos mulsos tienen todos los sabores frescos del agua de coco y citronela. También se preparan en una olla de cocción lenta, por lo que es menos trabajo y mucho menos riesgo de cocinar la carne demasiado.

Ingredientes

- 10 muslos de pollo sin piel

- 4 dientes de ajo triturados

- 1 taza + ¼ taza de leche de coco

- 1 tallo de citronela (cerca de 5 pulgadas) pelado

- ¼ taza de cebollín picado

- 3 cucharadas de aminos de coco

- 2 cucharadas de salsa de pescado

- 2-3 pulgadas de jengibre fresco

- 1 cebolla en rodajas finas

- 1 cucharadita de polvo de cinco especias

- 1 cucharadita de sal

- ½ cucharadita de pimienta

Preparación

Colocar los muslos en una bolsa plástica con cierre hermético o en un bol y cubrir con sal y pimienta. Reservar. Luego añadir 1 taza de leche de coco, aminos de coco, jengibre, citronela, ajo y las cinco especias en un procesador de alimentos y procesar hasta obtener una mezcla suave.

Verter la marinada en el bol o la bolsa plástica y cubrir bien el pollo. En la olla de cocción lenta, colocar las cebollas en el fondo del recipiente. Colocar el pollo y toda la marinada. Cocinar a fuego lento por 4-5 horas. Para obtener una salsa cremosa, retirar el pollo de la olla cuando esté listo y verter el resto de la marinada y las cebollas en una licuadora. Añadir el ¼ de taza de leche de coco y licuar hasta que se combinen bien.

Chili Sustancioso de Pavo

Aunque el chili es un plato para comer durante climas fríos, este chili sustancioso está lleno de vegetales de verano. Es perfecto para las noches frescas de verano.

Ingredientes (para 4 porciones)

- 1 y ½ libras de pavo molido

- 4 rebanadas de tocino cortado en cubos

- 1 lata (28 oz.) de tomates triturados sin aditivos

- 2 calabacines medianos cortados en cubos

- 1 cebolla picada en cubos

- 1 chile jalapeño picado y sin semillas

- 2 dientes de ajo triturados

- 1 pimiento amarillo picado en cubos

- 2 tazas de caldo de pollo

- 2 cucharadas de perejil picado

- 1 cucharada de chili en polvo

- 1 cucharadita de orégano

- 1 cucharadita de comino

- ¼ cucharadita de sal

- ¼ cucharadita de chili en polvo

- 1/8 cucharadita de pimienta

Preparación

Colocar el tocino al fondo de una olla grande y cocinar a fuego medio hasta que esté crujiente. Retirar el tocino con una espumadera y colocar sobre una toalla de papel para escurrir. Agregar calabacín, cebollas y pimientos a la olla con la grasa de tocino y cocinar por 7 minutos hasta que estén blandos. Sazonar y añadir el ajo triturado, cocinar por otro minuto.

Luego agregar sal y pimienta y el pavo molido. Cocinar por 10 minutos hasta que el pavo esté dorado. Revolver mientras se cocina para que todos los ingredientes se integren bien a la carne. Una vez cocinada, añadir caldo de pollo y los tomates. Cocinar a fuego lento por 30-40 minutos hasta que el chili espese. Decorar con perejil y el tocino que se había reservado.

Cazuela Cremosa de Pollo y Brócoli

Esta cazuela está cubierta con almendras crujientes auténticas y tocino en lugar de migas de pan. Su textura cremosa no es lo que esperarías de un plato de la dieta paleo ya que no tiene productos lácteos, pero su sabor es simplemente delicioso.

Ingredientes (para 4 porciones)

- 4-6 oz. de pechugas de pollo sin piel y deshuesadas
- 1 taza de leche de coco entera
- ½ taza de caldo de pollo
- ¾ cabeza de coliflor picada finamente
- ½ cabeza de brócoli picada finamente
- ½ libra de champiñones cortados en rodajas
- 4 rebanadas de tocino cortadas en cubos y cocinadas hasta crujir
- ½ taza de almendras picadas
- 1 huevos
- 1 cucharada de aceite de coco
- ½ cucharadita de sal
- ¼ cucharadita de pimienta

Preparación

Llevar una sartén a fuego medio alto. Añadir el aceite cuando esté caliente. Mientras se calienta, sazonar el pollo con sal y pimienta. Saltear por 7-8 minutos antes de voltear y cocinar del otro lado hasta que el pollo esté listo. Una vez cocinado, dejar que el pollo se enfríe y luego cortarlo en piezas de 1 pulgada.

Precalentar el horno a 350 F. En un molde, añadir todos los ingredientes de la cazuela por capas: brócoli, seguido de los hongos, coliflor y el pollo.

En un bol mediano, mezclar el caldo de pollo, la leche de coco y el huevo. Una vez mezclados, verter esta mezcla sobre las capas y cubrir el molde con papel de aluminio. Llevar al horno por 30 minutos. Retirar el papel de aluminio y añadir las almendras y el tocino. Hornear por 5-10 minutos hasta que la cazuela esté caliente y burbujeando, y las almendras se hayan tostado ligeramente. Dejar que el plato repose por 10 minutos antes de cortar, para que los jugos se asienten.

Cerdo Kalua en CrockPot (Olla de cocción lenta)

El cerdo kalua tradicional se toma un día entero para cocinar en un horno de leña al aire libre. Ya que no todos contamos con el espacio (ni el tiempo) para prepararlo con este método, esta receta de cerdo kalua inspirado en la dieta paleo se ha ajustado para ollas de cocción lenta.

Ingredientes (para 10 porciones)

- 5 libras de paleta de cerdo tipo Boston (con o sin hueso)
- 3 rebanadas de tocino gruesas
- 5 dientes de ajo pelados
- 1 y ½ cucharadas de sal gruesa

Preparación

Usar el tocino para cubrir el interior de la olla de cocción lenta. Colocar la paleta de cerdo en una tabla para picar y retirar toda la piel si lo deseas. Añadir sal por todos lados y llevar a la olla, colocando la paleta sobre el tocino. Rostizar por 12-16 horas a temperatura baja. No es necesario añadir líquido, el cerdo rostizado y el tocino irán soltando grasa y líquidos por sí solos.

Cuando la carne se desprenda fácilmente, retirar de la olla con cuidado. Desmenuzar la carne con 2 tenedores sobre un plato o una tabla y luego llevar a un bol grande. Probar el sabor de la carne. De ser necesario, añadir una parte del líquido reservado en la olla hasta que el cerdo kalua esté jugoso y lleno de sabor.

Tomates Asados Rellenos con Salchicha

Tomates dulces y jugosos rellenos con salchicha sazonada y luego asados en el horno. Los tamaños son un poco pequeños, por lo que una porción consiste de 1 tomate y ½. También puede ser un plato más sustancioso si se acompañada de arroz de coliflor o alguna otra guarnición al estilo paleo.

Ingredientes (para 4 porciones)

- 1 libra de salchicha de cerdo molida y sazonada

- 6 tomates grandes

- 1 cebolla picada

- 6 champiñones blancos picados en rodajas

- 3 cucharadas de cilantro para decorar

Preparación

Precalentar el horno a 350 F. Mientras esperas, llevar una sartén a fuego medio alto y cocinar la salchicha, los champiñones y las cebollas. Cocinar por 8-10 minutos hasta que estén completamente dorados.

Mientras se cocina la salchicha, cortar la parte superior de los tomates. Remover las semillas y el jugo con una cuchara y añadir esto a la sartén. Colocar los tomates con la parte inferior hacia abajo sobre una bandeja engrasada.

Cuando la salchicha esté lista, retirar el exceso de grasa y líquido de la sartén. Rellenar los tomates con esta mezcla y hornear por 10-15 minutos. Retirar del horno y decorar con cilantro picado antes de servir.

Crujientes Deditos de Pollo

Esta receta es la muestra de que no necesitas granos o cereales para disfrutar de un pollo 'empanizado' crujiente. La harina de almendras se cocina por fuera de la suave carne de pollo en esta deliciosa receta. Puedes disfrutar de estos crujientes deditos de pollo con una ensalada, una salsa al estilo paleo (puedes ver más ideas en las secciones siguientes del libro), o por sí solos.

Ingredientes (para 4 porciones)

- 1 libra de pechuga de pollo sin piel y deshuesada

- 3 claras de huevo ligeramente batidas

- ¾ taza de harina de almendras

- 1 cucharada de aceite de oliva

- ¼ taza arrurruz en polvo

- 1 cucharadita de sal

- 1 cucharadita de comino

- 1 cucharadita de paprika en polvo

- ½ cucharadita de pimienta negra

- ½ cucharadita de pimienta de cayena

- ½ cucharadita de ajo en polvo

Preparación

Precalentar el horno a 375 F. Forrar una bandeja para hornear con papel de aluminio y colocar una rejilla de alambres encima de ella. Preparar el pollo cortándolo en tiras de 1 a 2 pulgadas de grosor. Reservar.

Buscar 3 recipientes poco profundos o boles pequeños. En el primero, colocar el arrurruz. En el segundo, colocar las claras de huevo y batirlas ligeramente. En el último, colocar la harina de almendras y las especias y mezclar bien. Cubrir el pollo con el arrurruz en polvo y luego sacudir el exceso. Pasar por la clara de huevos y luego llevar a la harina. Colocar el pollo sobre la rejilla y repetir con cada una de las piezas de pollo.

Cuando todo el pollo esté cubierto, hornear por 20-25 minutos. El pollo debe estar dorado, crujiente y cocinado por completo.

Hamburguesas de Carne y Portobello con infusión de Salvia

El sabor es un factor clave para esta receta. Servir acompañadas de tus vegetales o ingredientes para hamburguesa favoritos, o simplemente presentar sobre una cama de lechuga, cebolla, mayonesa paleo (puedes ver esta receta más adelante) o cualquier otro ingrediente de la dieta paleo que disfrutes.

Preparación (para 2 porciones)

- 1 libra de carne molida magra(85% carne, 15% grasa)

- ¼ libra de hongos portobello baby

- 2 cucharadas + 2 cucharadas de aceite de oliva

- 3 dientes de ajo triturados

- 2 cucharadas de salvia fresca triturada

- 1 cucharadita de pimienta negra

Preparación

Precalentar el horno a 350 F mientras limpias los hongos. Cortar los hongos en cuartos y colocarlos sobre una bandeja para hornear. Llevar al horno por 15-20 minutos hasta que tengan la mitad de su tamaño original. Mientras esperas, agregar 2 cucharadas de aceite de oliva a una sartén a fuego medio. Añadir la salvia y el ajo. Cocinar por 2-3 minutos.

Llevar esta mezcla de salvia y ajo a un procesador de alimentos. Cuando estén procesados, añadir los hongos asados y procesar hasta que los hongos estén cortados en trozos grandes. Verter en un bol grande y mezclar con la carne molida y la pimienta negra hasta integrar todo bien.

Calentar la sartén donde se cocinaron el ajo y la salvia a fuego medio, y añadir 2 cucharadas de aceite de oliva. Cocinar las hamburguesas por 5 minutos por cada lado hasta que se cocinen completamente.

Pechuga de Pollo a la Parilla Envuelta con Tocino y Romero

Los deliciosos sabores del romero y el ajo penetran la pechuga de pollo asada a la parrilla. La pechuga está envuelta en una tira de tocino para obtener más grasa. Servir con tu guarnición favorita de la dieta paleo.

Ingredientes (para 4 porciones)

- 1 libra de pechugas de pollo sin piel y deshuesadas

- 4 rebanadas gruesas de tocino

- 8 ramitas de romero fresco

- 4 cucharaditas de ajo en polvo

- 1 cucharadita de sal

- ½ cucharadita de pimienta

- Aceite para la parrilla

Preparación

Untar aceite en la parilla y calentar a fuego medio alto. Dejar que se caliente mientras se prepara el pollo. Sazonar con ajo, sal y pimienta. Luego colocar 2 ramitas de romero s sobre cada pechuga. Envolver con una rebanada de tocino para mantener el romero en su lugar, pinchar con un palillo si es necesario.

Llevar el pollo a la parrilla por 8 minutos antes de voltearlo y cocinar por 8 minutos más. Cocinar hasta que su temperatura interna sea de 165F y no esté rosado por el centro.

Sopa Cremosa de Almejas con Coco

Esta sopa de almejas se combina con un caldo cremoso de coco. Las proteínas de las almejas acompañadas de batatas y tocino. Es un plato sustancioso que puede comerse en el almuerzo o en la cena.

Ingredientes (para 6 porciones)

- 1 taza de almejas picadas y escurridas (reservar el líquido)
- 2 batatas medianas
- 1 lata de leche de coco entera
- 6 rebanadas de tocino
- 2 tallos de apio picados
- 2 zanahorias picadas en cubo
- ½ cebolla picada en cubos
- 2 dientes de ajo triturados
- 2 cucharadas de arrurruz en polvo
- 2 cucharadas de aceite de oliva
- 1 cucharada de perejil fresco picado
- ½ cucharadita de condimento italiano
- ½ cucharadita de sal
- ½ cucharadita de pimienta
- ¼ cucharadita de pimienta de cayena

Preparación

Colocar las batatas, el apio y las zanahorias en una olla grande y agregar suficiente agua para cubrir los vegetales. Cocinar a fuego medio por 10 minutos hasta ablandar. Reservar sin escurrir el líquido.

Mientras esperas, cocinar el tocio a fuego medio. Retirar de la sartén y colocar sobre toallas de papel o una rejilla para que la grasa se escurra. Sofreír las cebollas y el ajo en la grasa de tocino por 5-7 minutos hasta que las cebollas estén blandas. En la misma sartén, mover la cebolla hacia un lado y agregar las almejas. Saltear por 4 minutos con cuidado para que no se cocinen demasiado.

Cuando las almejas estén listas, transferirlas junto a la cebolla a la olla donde los vegetales se cocinaron. Añadir el tocino en trocitos a la olla.

En una sartén pequeña, calentar el arrurruz en polvo con grasa de tocino a fuego bajo. Cuando se combine bien, verter poco a poco la leche de coco. Revolver la mezcla hasta que se espese, sin dejar que hierva. Añadir el resto de los condimentos cuando la leche esté caliente y luego verter esta crema de coco y el líquido de las almejas en la olla. Llevar la sopa de almejas al fuego y calentar sin hervir o de lo contrario se quemará.

Carne e Hígado con Berenjena al Estilo Mediterráneo

El hígado tiene un sabor particular, por lo que no es un alimento que todos disfrutan. Sin embargo, al mezclar el hígado con carne en esta receta, y sazonar con sabores mediterráneos, puedes conseguir todos los nutrientes del hígado sin el sabor fuerte.

Ingredientes (para 4 porciones)

- 2 berenjenas medianas

- ¾ libra de carne molida

- ¼ libra de hígado de ternera molido

- ½ taza de nueces tostadas y picadas

- 6 tomates picados en cubos y con sus jugos

- 1 cebolla picada en cubos

- 2 dientes de ajo triturados

- 2 cucharadas de menta fresca picada

- 1 cucharada de vinagre balsámico

- 1 cucharadita de orégano

- ¼ cucharadita de sal

- 1/8 cucharadita de pimienta

Preparación

Precalentar el horno a 400 F. Cortar las berenjenas a lo largo. Con un cuchillo afilado, marcar la carne de la berenjena con cuidado para no romper la piel. Hacer un patrón entrecruzado dentro de la berenjena, con cada línea separada por 1 pulgada de distancia del resto en la misma dirección.

Untar aceite de oliva sobre la carne de las berenjenas. Colocar con la carne hacia abajo en una bandeja y llevar al horno por 25-30 minutos hasta que la berenjena esté suave y tierna.

Mientras se cocina, agregar hígado, carne, ajo y cebolla a una sartén y cocinar a fuego medio hasta que esté dorado. Cuando se cocine completamente, añadir los tomates y el orégano. Bajar la temperatura y cocinar a fuego lento. Añadir sal y pimienta. Cocinar por 10-15 minutos hasta que los tomates empiecen a romperse. Luego revolver y añadir el vinagre balsámico.

Cuando las berenjenas estén listas, colocar encima la mezcla de carne y tomate. Decorar con menta picada y nueces al momento de servir.

Tacos de Cerdo con Cilantro y Lima

Sabores brillantes que se combinan en este plato. Un cerdo perfectamente sazonado y otros ingredientes que se colocan sobre una hoja de lechuga buttercrunch, el sustituto perfecto para la tortilla procesada.

Ingredientes (para 4 porciones)

- 8 hojas de lechuga buttercrunch enteras

- 1 libras de solomillo de cerdo sin grasa y cortado en tiras delgadas, de 1-2 pulgadas cada una

- 2 tomates picados en cubos

- 2 aguacates pelados, deshuesados y cortados en rebanadas

- 1 cebolla roja picada en cubos

- 1 chile jalapeño picado y sin semillas

- ½ taza de caldo de pollo

- 3 cucharadas de cilantro fresco picado

- 3 cucharadas de jugo de lima

- ½ cucharadita de sal

- ¼ cucharadita de pimienta

Preparación

Sazonar bien el cerdo con sal y pimienta. Llevar una sartén a fuego medio alto y añadir aceite de coco. Cuando se caliente, agregar el cerdo y cocinar por 4-5 minutos hasta que esté ligeramente dorado. Reservar en un bol.

En la misma sartén, cocinar la cebolla y el chile. Ten cuidado si añades las semillas del jalapeño a la sartén ya que pueden quemarse. Si quieres añadirlas para un sabor más picante, agregar las semillas cuando el chile y la cebolla estén tiernas, lo cual tomará 5-7 minutos.

Cuando la cebolla esté lista, agregar el caldo y los tomates. Dejar cocinar a fuego lento por 2-3 minutos, revolviendo bien el fondo de la sartén para soltar la cebolla. Agregar el cerdo y sus jugos a la sartén. Añadir el jugo de lima y cocinar por 5-10 minutos, hasta que el cerdo de cocine completamente.

Para servir, colocar una hoja de lechuga buttercrunch en el plato y colocar el cerdo sobre ella. Terminar con el aguacate y el cilantro picado antes de servir.

Pizza Suprema Paleo

Salchichas, vegetales y una corteza al estilo paleo juntas en una deliciosa receta para satisfacer tus ansias de comer una pizza. Además, ¿a quién no le gusta la pizza?

Ingredientes (para 2 porciones)

- 1 taza de harina de almendras

- 1 salchicha cortada en rodajas de ½pulgada de grosor

- 2 huevos batidos

- 4 champiñones blancos cortados en rodajas

- 2 dientes de ajo triturados

- 1 pimiento rojo cortado en cubos

- ½ taza de tomates uva picados en mitades

- ½ taza de salsa marinara sin azúcar

- 3 cucharadas de mantequilla de almendras

- 2 cucharaditas + 1 cucharadita de aceite de oliva

- ½ cucharadita de semillas de hinojo

- ½ cucharadita de orégano

- ½ cucharadita d sal

Preparación

Precalentar el horno a 350 F. En un bol, mezclar la harina de almendras con los huevos batidos, la mantequilla de almendras y la sal. Verter 2 cucharaditas de aceite de oliva sobre una bandeja para hornear. Extender la 'masa' de pizza hasta formar una corteza con un grosor ¼ de pulgada. Llevar al horno por 10 minutos.

Mientras se cocina, verter el resto del aceite en una sartén a fuego medio. Cocinar la salchicha, champiñones y cebollas hasta que la salchicha esté dorada y los vegetales tiernos. Reservar y en la misma sartén cocinar el pimiento rojo con el ajo por 3-5 minutos hasta que estén tiernos. No cocinar los vegetales demasiado ya que se terminarán de cocinar en el horno.

Cuando la corteza esté lista, retirar con cuidado y cubrir con salsa marinara. Agregar los vegetales y la salchicha. Esparcir el hinojo y el orégano. Llevar al horno otra vez por 20 minutos. Sacar y colocar los tomates por encima de la pizza y hornear por 5-10 minutos más. Tener cuidado al retirar la pizza de la bandeja ya que la masa no es tan firme como la masa de pizza tradicional.

Capítulo 4: Recetas para Guarniciones, Sopas, Salsas, Aderezos y Ensaladas Paleo

Buñuelos de Calabacín

Estos bocados sabrosos son un excelente refrigerio, o acompañante para una hamburguesa o plato con pollo. También puedes alterar la receta usando ingredientes como tocino, cebollín, brócoli y otros vegetales. El yogur natural y el guacamole casero (o solo puré de aguacate) son una salsa genial para cubrirlos o acompañar los buñuelos.

Ingredientes (para 2 porciones)

- 3 huevos

- 2 calabacines medianos

- 2 cucharadas de grasa de tocino o aceite de coco

- 1 cucharada de harina de almendras

- 1 cucharadita de sal

- ¼ cucharadita de pimienta negra

Preparación

Preparar el calabacín rallando a mano o con la ayuda de un procesador de alimentos, dependiendo de la consistencia que quieres para los buñuelos. Reservar en un plato cubierto con toallas de papel, en especial si el calabacín tiene mucho líquido.

Romper los huevos en un bol grande y batir. Tamizar la harina de almendras y mezclar. Agregar el calabacín rallado, sal y pimienta y mezclar hasta integrar todo.

Reservar la mezcla para buñuelos mientras se calienta una sartén de hierro fundido a fuego medio bajo. Añadir la grasa (o aceite) cuando la sartén esté caliente. Dar forma a los buñuelos y freír cada lado por unos minutos hasta que estén dorados y cocinados completamente.

Salsa/Aderezo de Aguacate y Cilantro

Esta receta es funciona como una excelente salsa o aderezo. Está llena de grasas saludables del aguacate y el sabor de lima y cilantro.

Ingredientes (para 8 porciones)

- ¾ taza de cilantro fresco picado

- 2 tallos de cebollín picados

- ½ aguacate pelado y deshuesado

- 1 diente de ajo

- 1/3 taza de aceite de aguacate

- ¼ taza de jugo de lima

- ¼ taza de leche de coco entera

- 1 cucharadita de sal

- ½ cucharadita de pimienta

Preparación

Llevar todos los ingredientes a una licuadora y licuar hasta que obtener una mezcla suave y homogénea. Si la consistencia es muy espesa para tu gusto, se puede añadir más aceite de oliva o leche de coco. Puede guardarse en el refrigerador hasta por 4 días, pero debe licuarse nuevamente antes de servir ya que los ingredientes se separarán.

Batatas Salteadas

Las batatas son uno de los alimentos altos en carbohidratos de la dieta paleolítica que puedes comer sin sentirte culpable. Este es un plato al estilo hash-brown y es una genial guarnición para huevos en el desayuno, o para carnes en el almuerzo o cena.

Ingredientes (para 2 porciones)

- 1 batata grande rallada

- 1 cucharada de aceite de coco

- ¼ cucharadita de canela

- 1/8 cucharadita de nuez moscada

Preparación

Llevar una sartén a fuego medio. Cuando esté caliente, añadir el aceite de coco. Mover la sartén para esparcir bien el aceite y colocar las batatas ralladas. Espolvorear la canela y la nuez moscada y revolver bien. Luego saltear por ambos lados hasta que la batata esté blanda o cocinar por más tiempo si quieres que tomen el color dorado al estilo hash-brown tradicional.

Aderezo Básico para Ensaladas

Esta receta ofrece una base a la que puedes añadir hierbas mixtas dependiendo de lo que prefieras en tus ensaladas paleo. Algunas opciones muy buenas son cebollinos, estragón, romero, tomillo, albahaca, orégano y cebollín largo. Ya que esta receta se adapta fácilmente a los sabores que quieras, selecciona una combinación de hierbas para crear un aderezo que se ajuste a tu paladar.

Ingredientes (para 8 porciones)

- 1 taza de aceite de oliva virgen extra

- 1 diente de ajo triturado

- ¼ taza de vinagre balsámico

- 1 cucharada de jugo de limón

- 1 cucharadita de hierbas de tu elección (ajustar las medidas a tu gusto)

- 1 cucharadita de miel cruda

- 1 cucharadita de mostaza Dijon

- 1 cucharadita de sal

- ½ cucharadita de pimienta

Preparación

En un bol mediano, añadir vinagre balsámico, ajo, jugo de limón, miel y mostaza y mezclar todos los ingredientes bien. Otra opción es mezclar con una licuadora. Una vez que se integren los ingredientes, añadir el aceite de oliva poco a poco mientras se continúa batiendo o licuando.

Probar el aderezo. Añadir sal y pimienta, además de las hierbas seleccionadas. Ajustar cantidades hasta obtener el sabor deseado. Este aderezo puede refrigerarse en un recipiente hermético hasta por una semana.

Ensalada de Col con Manzana

Manzanas ácidas Abuela Smith, una col bien fresca y pimientos dulces conforman la base de esta receta. Todos los ingredientes bañados en un aderezo dulce y ácido.

Ingredientes

- ¼ taza de aceite de oliva
- 1 manzana Abuela Smith pelada, sin corazón y rallada
- ½ cabeza de col picada
- Jugo de un 1 limón
- 1 pimiento rojo picado
- 1 tallo de apio picado
- 2 cucharadas de miel cruda orgánica
- 1 y ½ cucharaditas de semillas de apio
- ½ cucharadita de sal

Preparación

En un bol grande, agregar las manzanas, col, pimento y apio y revolver bien los ingredientes. En otro bol, batir los ingredientes para hacer un aderezo. Verter el aderezo sobre las frutas y vegetales y mezclar suavemente hasta cubrir todo.

Salsa Cremosa de Ajo y Pimientos

Esta receta para una salsa cremosa tiene un sabor increíble y puede untarse en un pan paleo, o como salsa para vegetales crudos, deditos de pollo, sándwiches y más. También puedes añadir otros sabores usando hierbas mixtas de tu preferencia.

Ingredientes (para 4 porciones)

- 1 taza de dátiles crudos

- ½ taza de aceite de oliva

- 2 dientes de ajo

- 2 cucharada de levadura nutricional

- 2 cucharadas de jugo de limón

- 1 cucharadita de pimienta

- ½ cucharadita de sal

Preparación

Colocar los dátiles en un plato hondo. Añadir suficiente agua fría hasta cubrirlos y remojar por 3-4 horas. Debes tener cuidado para no remojarlos demasiado ya que esto alterará el sabor de los dátiles.

Después de este tiempo, escurrir el agua y llevar los dátiles a una licuadora junto a los otros ingredientes. Procesar hasta que la salsa esté suave. Si está muy espesa, puedes agregar agua poco a poco y volver a licuar. Sazonar al gusto y licuar. Puede refrigerarse en un recipiente hermético por hasta 3 días.

Tortitas de Camarón

Grasas saludables y nutrientes de vegetales surtidos forman parte de estas deliciosas tortitas. Pueden servirse como guarnición o incluso como una comida ligera.

Ingredientes (para 4 porciones)

- 1 libra de camarones pelados, desvenados y sin cola

- ½ taza de harina de almendras

- ½ taza de cilantro fresco picado

- 1 huevo

- 2 tallos de cebollín picados finamente

- 1 pimento rojo picado en cubos

- 2 dientes de ajo triturados

- 3 cucharadas de aceite de coco

- 1 cucharada de miel cruda

- 1 cucharada de jugo de lima

- ½ cucharadita de sal marina

- ¼ cucharadita de chile chipotle en polvo

Preparación

Procesar los camarones en un procesador de alimentos hasta que bien picados. Agregar esta mezcla a un bol grande con cebollín, pimienta, huevo, miel, jugo de lima, cilantro, ajo y el chile chipotle. Mezclar bien y luego dar forma a las tortitas con ½ pulgada de grosor. Si la mezcla no es lo suficientemente espesa, puedes agregar más harina de almendras.

Una vez que estén listas las tortitas, llevar una sartén grande al fuego y agregar el aceite de coco. Cuando llegue a temperatura media, colocar las tortitas y cocinar cada lado por 5 minutos hasta que ambos lados estén dorados. Colocar en un plato con toallas de papel y cocinar el resto de las tortitas.

Sopa Paleo de Langostinos

Esta receta es una versión de la sopa tradicional mexicana, con piezas de langostino tiernas, vegetales y un caldo salado y picante. Si no puedes conseguir langostinos, la receta es igual de deliciosa con camarones. De cualquier forma, este plato está lleno de proteína y grasas saludables.

Ingredientes (para 4 porciones)

- 2 libras de langostinos pelados
- 2 latas (6,5 oz cada una) de almejas picadas
- 2 tazas de agua
- 1 taza de caldo de pollo
- 1 lata (14,5 oz.) de tomates triturados sin azúcar
- 2 zanahorias peladas y picadas en cubos
- 2 dientes de ajo
- 1 cebolla picada
- 2 chiles grandes secos y semi-picantes (como el chile guajillo o el chile Anaheim)
- 1 hoja de laurel
- 1 cucharadita de orégano seco
- 1 cucharadita de aceite de oliva
- 4 cucharaditas de cilantro picado para decorar
- 1 lima picada en cuartos para decorar
- 1 cucharadita de sal
- ½ cucharadita de pimienta

Preparación

En un bol, agregar los chiles secos y suficiente agua para cubrirlos. Remojar por 30 minutos. Retirar del agua, quitar los tallos y las semillas. Colocar los chiles en un procesador de alimentos junto a los tomates, ajo, cebolla y orégano y mezcle hasta formar un puré.

Llevar una olla a fuego medio bajo y agregar el aceite de oliva. Cuando se caliente el aceite, verter el puré y cocinar a fuego lento por 6 minutos hasta que desprenda su aroma. Agregue el jugo de las latas de almejas, agua, caldo de pollo y la hoja de laurel. Seguir cocinando a fuego lento por 5 minutos más para que los sabores puedan integrarse.

Mientras la sopa se cocina a fuego lento, preparar las zanahorias y lavar bien los langostinos. Agregar las zanahorias a la olla y cocinar a fuego lento por 5 minutos más. Agregar las almejas y los langostinos. Cuando la olla vuelva a hervir a fuego lento, cubrir con una tapa, apagar el fuego y dejar la sopa reposar por 10 minutos. Con esta cocción lenta el sabor penetrará los mariscos sin que se cocinen demasiado y tomen una textura gomosa.

Probar la sopa después de 10 minutos y añadir sal y pimienta, usando las medidas de la receta o cantidad al gusto. También se puede agregar salsa picante u hojuelas de pimiento rojo secas si deseas un sabor más picante. Antes de servir, decorar con cilantro picado y 1 de los cuartos de lima.

Crema de Champiñones

Uno pensaría que cualquier tipo de 'crema' es imposible de preparar, ya que involucra lácteos. Esta receta utiliza aguacate para lograr esa textura cremosa además de brindar grasas saludables. Los champiñones y otros vegetales también son buenas fuentes de vitaminas y nutrientes.

Ingredientes (para 2 porciones)

- 6 champiñones blancos cortados en rodajas
- 2 aguacates medianos pelados y deshuesados
- 1 pimiento rojo cortado en cubos
- 2 tomates picados en cubos
- ¼ cebolla picada
- 2 dientes de ajo
- Jugo de ½ toronja mediana
- 1 taza de agua
- 1 taza de caldo de pollo
- 4 cucharadas de albahaca fresca
- 1 cucharada de aceite de coco

Preparación

En una olla, verter el agua y el caldo de pollo y llevar al fuego hasta hervir. Aún caliente, verter el caldo en un procesador de alimentos junto al aguacate, los dientes de ajo y el jugo de toronja. Procesar hasta obtener una mezcla con consistencia suave y reservar.

Llevar una olla mediana a fuego medio-alto. Cuando esté caliente, agregar el aceite de coco. Agregar el resto de los ingredientes en la olla y saltear por 8-10 minutos hasta que estén blandos. Agregar la mezcla procesada anteriormente y cocinar hasta que esté bien caliente.

Aderezo de Almendras con Ajo y Jengibre

Esta salsa/aderezo es excelente con pollo, mariscos y otras carnes. Está llena de sabores inspirados en la cocina asiática y ofrece la mezcla perfecta entre dulce y picante. Ya que el aderezo contiene aceite de sésamo, es mejor servir sin calentarlo.

Ingredientes (para 6 porciones)

- 5 cucharadas de aminos de coco

- 1 cebollín picado

- ¼ taza de aceite de sésamo

- 2 cucharadas de mantequilla de almendras

- 2 dientes de ajo

- 1 cucharada de miel cruda

- 1 cucharada de jengibre fresco triturado

Preparación

Mezclar todos los ingredientes en una licuadora hasta que se integren completamente. Siempre licuar justo antes de usar o servir, ya que el aceite hará que todos los ingredientes se separen. Este aderezo va muy bien en verduras, carnes o ensaladas.

Batatas Fritas

Estas batatas fritas dulces, saladas y crujientes son un gran acompañante para pollo a la parrilla, hamburguesas o incluso encima de una ensalada de carne.

Ingredientes (para 4 porciones)

- 4 batatas medianas
- 3 y ½ cucharadas de aceite de oliva
- ½ cucharadita de sal
- ½ cucharadita de comino
- ¼ cucharadita de pimienta negra

Preparación

Precalentar el horno a 400 F. Colocar papel vegetal sobre una bandeja para hornear. Cortar las batatas en bastones largos con un grosor de ¼ pulgada, con o sin piel.

Mezclar las batatas en un bol con aceite de oliva y condimentos. Sazonar bien y colocar en una sola capa sobre la bandeja. No colocar las batatas muy cerca de otras, o no se conseguirá una textura crujiente. Hornear por 15 minutos y luego voltear para hornear por otros 15 minutos. Las batatas fritas deben estar ligeramente doradas y crujientes.

Ratatouille de Hortalizas Asadas

Las hortalizas son la base de este delicioso plato, acompañado de piñones para dar textura y algo de proteínas. Esta receta sirve para una gran merienda o como acompañante para la carne que quieras.

Ingredientes (para 4 porciones)

- 1 berenjena picada en cubos

- 2 batatas peladas y picadas en cubos

- ½ calabaza moscada pelada y picada en cubos

- 2 zanahorias picadas en cubos

- 1 calabacín picado en cubos

- 1 cebolla roja picada

- ¼ taza de piñones tostados

- ¼ taza de perejil fresco picado

- 2 cucharadas de aceite de oliva

- 1 cucharadita de tomillo fresco

- ¼ cucharadita de sal

- 1/8 cucharadita de pimienta

Preparación

Precalentar el horno a 400 F. Cubrir una bandeja con papel vegetal. Colocar las zanahorias, la calabaza y las batatas en la bandeja y rociar con aceite de oliva e hierbas. Llevar al horno por 15 minutos.

Agregar el resto de los vegetales con cuidado y revolver cuidadosamente. Llevar al horno nuevamente por 20-25 minutos o hasta que los vegetales estén ligeramente dorados y blandos. Antes de servir, mezclar bien los vegetales asados con los piñones.

Calabaza Espagueti con Hierbas y Ajo al Estilo Italiano

Tomates ciruela, ajo en rebanadas y una selección de hierbas logran un sabor italiano auténtico en este plato. Es una guarnición perfecta para platos fuertes de pollo o camarón.

Ingredientes (para 4 porciones)

- 2 libras de calabaza espagueti (1 calabaza mediana)

- 1 taza de tomates ciruela cortados en rebanadas

- 2 dientes de ajo rebanados finamente

- 2 cucharadas de aceite de oliva

- 1 cucharada de albahaca fresca picada para decorar

- 1 cucharadita de perejil

- 1 cucharadita de sal

- ½ cucharadita de pimienta negra

Preparación

Precalentar el horno a 375 F. Mientras se calienta, preparar la calabaza espagueti cortándola a la mitad. Usar una cuchara para retirar las semillas. Colocar la calabaza en una bandeja para hornear con los lados cortados hacia abajo. Agregar agua hasta cubrir ½ pulgada de altura. Llevar al horno por 35-40 minutos hasta que la calabaza esté blanda.

Una vez esté cocida, dejar que se enfríe. Cuando esté fría al tacto, usar un tenedor para raspar la carne de calabaza tratando de no aplastar las hebras de la calabaza. Reservar en un plato.

Llevar una sartén a fuego medio y calentar el aceite de oliva. Agregar el ajo y cocinar por 1-2 minutos sin dorarlo. Agregar los tomates y el perejil a la sartén y cocinar por 2 minutos hasta que los tomates estén suaves y calientes. Retirar la sartén del fuego y agregar la calabaza espagueti revolviendo para integrar bien los ingredientes. Decorar con albahaca fresca antes de servir.

Arroz de Coliflor Simple

Para la mayoría de las personas, el arroz es un alimento básico difícil de abandonar cuando se sigue una dieta paleo. Sin embargo, la coliflor tiene un sabor flexible y es capaz de alcanzar una textura parecida al arroz, sin los carbohidratos.

Ingredientes (para 4 porciones)

- 1 cabeza de coliflor retirando la mayoría del tallo y cortada en floretes

- 2 cucharadas de aceite de coco

- 1 cucharada de sal

- 1 cucharadita de pimienta

- Condimentos de tu elección (según la receta, se puede usar jengibre, ajo, curry, jugo de lima, cilantro o cualquier otra especia)

Preparación

Llevar los floretes de coliflor a un procesador de alimentos y procesar hasta que obtener una consistencia gruesa, parecida al arroz. No procesar demasiado. Sazonar la mezcla con sal, pimienta y tus condimentos favoritos y procesar nuevamente para integrar.

Llevar una sartén grande a fuego medio alto. Agregar el aceite de coco y mover la sartén para esparcir bien el aceite. Agregar la coliflor y saltear por 4-5 minutos o hasta que esté blanda y se cocine por completo.

Mayonesa Paleo

La mayonesa siempre será el aderezo perfecto para un sándwich. Desafortunadamente, la mayonesa común no es parte de la dieta paleo. La versión que presentamos es fácil de hacer, siempre es espesa y se puede refrigerar en un recipiente hermético por hasta una semana.

Ingredientes (para 8 porciones)

- 2 yemas grandes de huevos de campo
- ½ taza de aceite de aguacate
- ½ taza de aceite de oliva virgen extra
- Jugo de ½ limón
- 1 cucharadita de mostaza Dijon
- ¼ cucharadita de sal

Preparación

En un bol, mezclar el aceite de oliva y el aceite de aguacate y reservar. En otro bol, agregar el jugo de limón y las yemas. Usar una batidora de mano y batir rápido con un tenedor para mezclar los ingredientes. Agregar los aceites poco a poco, batiendo constantemente para integrar. Batir por 4-5 minutos hasta que el aceite se incorpore a la mezcla. Cuando la mezcla espese, añadir la mostaza y la sal hasta que se integre.

Sopa de Huevo Paleo

La comida china es, probablemente, una de las gastronomías prohibidas dentro de la dieta paleo, en especial porque normalmente está llena de altos niveles de glutamato monosódico y otros ingredientes procesados. Esto no significa que no puedes disfrutarla sustituyendo por los ingredientes adecuados, y esta sopa de huevo es la prueba de ello.

Ingredientes (para 2 porciones)

- 3 tazas de caldo de pollo

- 2 huevos

- 2 cucharaditas de salsa de pescado

- 1 cucharadita de chiles picantes cortados en rodajas finas para decorar

- 2 cucharaditas de cilantro fresco picado para decorar

- 2 cebollines picados finamente para decorar

- ½ cucharadita de sal

Preparación

Llevar una olla mediana a fuego medio alto y agregar el caldo. Agregar la salsa de pescado y la sal, ajustando la medida si es necesario. Cuando la sopa hierva, será momento de añadir los huevos.

Romper los huevos en un bol pequeño y mezclar hasta que estén bien batidos. Agregar sal y salsa de pescado al gusto. Retirar la olla del fuego una vez que los huevos estén listos. Agregar los huevos lentamente, deben cocinarse al entrar en contacto con el caldo, haciendo hebras de huevo finas en lugar de trozos. Decorar con chiles, cebollines y cilantro. Servir caliente.

Aderezo Francés

Este es un aderezo dulce y salado, perfecto para ensaladas, lo cual es genial porque la mayoría de las salsas y aderezos no son aptos para la dieta paleo.

Ingredientes (para 6 porciones)

- 1 lata (6 oz.) de pasta de tomate procesado en la menor medida posible

- 3 cucharadas de mayonesa paleo (la receta se encuentra más atrás)

- ½ taza de aceite de oliva

- ¼ taza de miel cruda

- ¼ taza de vinagre de champagne

- ¼ cebolla picada

- 1 diente de ajo

- 1 cucharadita de paprika

- 1 cucharadita de salsa inglesa

- ¼ cucharadita de sal

- ¼ cucharadita de pimienta

Preparación

Agregar todos los ingredientes excepto el aceite de oliva a una licuadora. Licuar hasta obtener una consistencia suave. Añadir lentamente el aceite de oliva licuando por 2-3 minutos hasta que se incorpore a la mezcla. Puede refrigerarse en un recipiente hermético hasta por una semana.

Pan Paleo

Esta sustanciosa receta tiene sabor a trigo como la mayoría de los panes, pero en realidad no está hecha con trigo y está ajustada completamente a la dieta paleo. Puedes disfrutar de pan tostado por la mañana o usarlo para un delicioso sándwich.

Ingredientes (para 10 porciones)

- 3 tazas de harina de almendras
- 7 huevos
- 6 cucharadas de semillas de linaza molidas
- 3 cucharadas de harina de coco
- 1 y ½ cucharadas de miel cruda
- 1 y ½ cucharadas de aceite de coco derretido, y un poco más para el molde
- 1 y ½ cucharadas de vinagre de sidra de manzana
- 1 y ½ cucharaditas de bicarbonato de sodio
- ½ cucharadita de sal

Preparación

Precalentar el horno a 350 F. Utilizar una batidora de pie (o procesador de alimentos) para mezclar la linaza, las dos harinas, el bicarbonato y la sal. Batir o procesar para combinar todos los ingredientes bien. Agregar los huevos y mezclar. Agregar el resto de los ingredientes a la mezcla.

Después de preparar bien la masa, engrasar un molde de pan con aceite de coco. Usar una espátula para llevar toda la masa al molde. Hornear por 30-40 minutos o hasta que se cocine el pan por completo. Se puede insertar un cuchillo afilado por el medio para ver si sale limpio. Si la parte superior se dora muy rápido, se puede cubrir el molde con papel de aluminio mientras se termina de cocinar. Dejar que el pan se enfríe completamente antes de cortar en rebanadas.

Sopa de Brócoli

Esta sopa de brócoli está cargada de nutrientes y vitaminas, además de tener un sabor mejorado con caldo de pollo, limón y tocino. Incluso sin el queso que normalmente se añade a esta sopa, el resultado será un plato caliente, cremoso y delicioso.

Ingredientes (para 4 porciones)

- 3 cabezas de brócoli

- 5 tazas de caldo de pollo

- 2 nabos pequeños picados en cuartos

- Jugo de 1 limón mediano

- ¾ taza de leche de almendras sin azúcar

- 1/3 taza de crema de coco entera

- 8 rebanadas de tocino cocinadas y picadas en trocitos

- 1 cebolla picada

- 2 cucharadas de aceite de coco

- ¼ cucharadita de sal

- 1/8 cucharadita de pimienta

Preparación

Llevar una olla grande para sopas al fuego y calentar el caldo de pollo. Mientras se calienta, llevar una sartén a fuego medio y derretir el aceite de coco. Agregar los nabos, cebollas, jugo de limón, sal y pimienta a la sartén y cocinar por 5 minutos hasta que las verduras estén ligeramente blandas.

Agregue el brócoli a la sartén y cocinar por 5 minutos. Bajar a fuego lento y verter a la olla con el caldo de pollo. Cubrir con una tapa y cocinar a fuego lento por 10-15 minutos, hasta que el brócoli se suavice. Agregar la mezcla caliente a una licuadora y licuar hasta obtener una consistencia suave. Añadir la leche de almendras y la crema de coco antes de verter nuevamente en la olla. Calentar a fuego medio bajo hasta que esté bien caliente y decorar con los trocitos de tocino.

Capítulo 5: Recetas para Refrigerios y Postres Paleo

Dátiles Envueltos con Tocino

Esta receta preparada al horno, sacando la mayor dulzura de los dátiles que se contrastan perfectamente con la textura crujiente y el sabor salado del tocino. ¡Cuatro de estos fantásticos bocados son una porción que te saciará! Para evitar que estos bocados pierdan su forma al cocinarse, utiliza palillos de dientes para pincharlos antes de llevarlos al horno.

Ingredientes (para 4 porciones)

- 16 dátiles Medjool

- 8 rebanadas de tocino cortadas en mitades

- 16 almendras enteras

Preparación

Precalentar el horno a 375. Abrir los dátiles con un cuchillo. Insertar una almendra en cada uno de ellos. Luego envolver el dátil con media rebanada de tocino. Mientras se envuelve cada dátil, colocar en una bandeja para hornear con la unión de la tira de tocino hacia abajo. Hornear por 7 minutos, luego voltear y cocinar por 7-10 minutos más hasta que el tocino esté crujiente. Estos bocados son excelentes calientes o fríos.

Tarta con Crema de Coco, Anacardos y Banana

Los sabores dulces y tropicales de este postre se unen sobre una corteza preparada con ingredientes de la dieta paleo. Una tarta rellena con deliciosa crema de coco y anacardos y decorada con bananas por encima.

Ingredientes (para 10 porciones)

- 1 y ½ tazas de dátiles deshuesados

- 1 y ½ tazas de nueces pecanas

- 1 taza de anacardos remojados y escurridos

- 4 bananas firmes pero maduras

- ¾ taza de coco rallado sin azúcar

- ½ taza de agua

- 1 vaina de vainilla abierta y raspada

- 2 cucharadas + 2 cucharaditas de jarabe de arce (cantidad al gusto o si es necesaria)

Preparación

Llevar las nueces pecanas y la sal a un procesador de alimentos y procesar hasta tener trozos gruesos. Agregar los dátiles y procesar por 15-20 segundos, solo hasta que se integren bien a las nueces. Por último, agregar el jarabe al procesador y procesar hasta integrar bien. La mezcla debe adherirse un poco sobre sí misma. Esta será la corteza para la tarta. Presionar en un molde para tartas de 9 pulgadas y reservar.

Para el relleno, licuar los anacardos con una licuadora hasta que tengan una consistencia gruesa. Añadir la raspadura de vainilla, agua y jarabe. Licuar hasta obtener una textura suave. La consistencia del relleno debe ser similar a una mezcla para panqueques. Reservar 2 cucharadas de coco para decorar y agregar el resto a la licuadora, mezclando hasta que se integre completamente. Verter sobre la corteza para la tarta creando una capa uniforme con el relleno.

Cortar las bananas en rodajas con un ángulo ligeramente diagonal. Colocar las bananas comenzando desde el borde de la corteza y rodeando a medida que se acercan al centro. Decorar por encima con el resto del coco rallado y servir.

Huevos Endiablados con Guacamole

Delicioso aguacate y yemas de huevo cocidas en esta versión del tradicional huevo endiablado. Este plato está cargado de grasas saludables de los aguacates y proteína de los huevos para un sustancioso refrigerio o como guarnición para un plato fuerte.

Ingredientes (para 2 porciones)

- 1 aguacate grande

- 4 huevos duros

- 1 cucharadita de jugo de limón

- ½ cucharadita de salsa de ají picante (o al gusto)

- 1 y ½ cucharaditas de hojuelas de pimiento rojo (o al gusto)

- 1/2 cucharadita de sal

- ¼ cucharadita de pimienta negra

Preparación

Cortar el aguacate por la mitad y retirar el hueso, luego sacar la carne y llevarla al procesador de alimentos. Cortar los huevos a lo largo, retirar la yema y llevarla al procesador de alimentos junto al aguacate.

Reservar las claras de huevo y añadir salsa picante, hojuelas de pimiento rojo, jugo de limón, sal y pimienta al procesador. Procesar los ingredientes hasta que se combinen y se obtenga la consistencia deseada. Se pueden procesar hasta obtener una mezcla suave o con algunos trozos. Usar una cuchara para rellenar las claras de huevo con la mezcla de guacamole picante, ¡y a disfrutar!

Semillas de Calabaza con Especias

Esta receta ofrece los sabores tradicionales de otoño con algo que siempre podemos encontrar en esa época: ¡las calabazas! Estas semillas son un refrigerio bueno sin importar dónde te encuentres. Los ingredientes en esta lista no son específicos, ya que se puede usar la receta básica para hacer pequeñas o grandes tandas de semillas. También se pueden intercambiar las hierbas y especias para alterar el sabor.

Ingredientes (para 10 porciones)

- Semillas crudas de 1 calabaza

- 1 cucharada de pimienta de Jamaica

- 1 cucharada de comino

- 1 cucharada de cilantro

- 2 cucharadas de aceite de oliva

- ½ cucharadita de sal

- ½ cucharadita de pimienta

Preparación

Precalentar el horno a 350 F. Hervir agua en una olla grande o mediana, dependiendo de la cantidad de semillas, y añadir 1-2 cucharaditas de sal. Retirar las entrañas de la calabaza y sacar las semillas, limpiándolas de cualquier resto de calabaza. Colocar dentro de un colador y lavar usando agua fría hasta que no quede ningún rastro de calabaza en ellas. Deben ser de color blanco.

Cuando el agua haya hervido, agregar las semillas y cocinarlas por 10 minutos. Colar las semillas con el colador y escurrir. Secar bien usando una toalla. Llevar las semillas secas a un bol grande y añadir 1-2 cucharaditas de aceite de oliva. Es necesario que el aceite cubra bien las semillas. Agregar las especias y mezclar bien todos los ingredientes.

Es probable que tengas que cocinar más de una tanda de semillas, dependiendo de la cantidad que prepares. Colocar las semillas sobre una bandeja para hornear formando una capa uniforme, sin colocarlas muy juntas. Hornear por 10 minutos, sacar y revolver en la bandeja. Hornear las semillas nuevamente por 5-10 minutos, luego sacar algunas semillas y romper para ver si no se han quemado (el interior estará dorado si se están quemando). Las semillas estarán listas cuando se vean ligeramente doradas en el exterior y se puedan morder con facilidad.

Chips de Manzana Deshidratada

Estas manzanas son muy crujientes. Han sido secadas después de haber sido cocinadas lentamente en el horno. La canela y el jugo de manzana recién exprimido le dan a esta receta un sabor increíble, pero también pueden hacerse con otro tipo de jugo o utilizando diferentes condimentos y especias.

Ingredientes (para 4 porciones)

- Jugo de 5-6 manzanas grandes (aproximadamente 2 tazas)

- 2 manzanas grandes

- 1 ramita de canela

- 1 cucharadita de canela en polvo

Preparación

Precalentar el horno a 250 F. En una olla grande, agregar el jugo de manzana y la ramita de canela y llevar a hervor. Sacar el corazón de 2 manzanas y quitar la parte superior e inferior. Cortar en rodajas con un grosor aproximado de 1/8 pulgada.

Colocar las rodajas de manzana en el jugo hirviendo. Cocinar hasta que las manzanas estén trasparentes por 4-5 minutos. Sacar las rodajas con cuidado usando una espumadera. Colocar sobre una toalla de tela y secar con cuidado.

Llevar estos chips de manzana a una rejilla sobre una bandeja para hornos. En la bandeja se acumulará el exceso de líquido. Hornear por 30-40 minutos en el horno hasta que las manzanas se sientan casi secas y tengan un color dorado.

Galletas de Coco y Chocolate Sin Hornear

Estas galletas sin hornear te recordarán a las barras de de chocolate 'Mounds', pero sin los ingredientes procesados. Puedes hacer estas galletas tan grandes o pequeñas como quieras, solo ten en cuenta que ¼ de esta receta representa una porción.

Ingredientes (para 4 porciones)

- 1 taza de hojuelas de coco sin azúcar

- ½ taza de chispas de chocolate negro (al menos 85% de cacao)

- ¼ taza de mantequilla de almendras

- ¼ taza de cacao en polvo sin azúcar

- 3 cucharadas de aceite de coco

- 2 cucharadas de miel cruda

Preparación

En un bol resistente al calor, agregar las chispas de chocolate y el aceite de coco y llevar al microondas por 30 segundos a la vez, revolviendo en cada intervalo hasta que el chocolate se derrita. Luego añadir miel, mantequilla de almendras y cacao en polvo y mezclar hasta obtener una consistencia suave. Añadir luego las hojuelas de coco y mezclar bien.

Reservar la mezcla mientras se prepara una bandeja con papel vegetal. Verter la mezcla sobre la bandeja con una cuchara corriente o una cuchara de helado. Llevar al refrigerador hasta que las galletas estén bien firmes.

Bocados de Salmón y Pepino con Queso de Anacardos

Pepino bien crujiente, salmón ahumado y un queso cremoso de anacardos se unen en esta receta. Estos deliciosos bocados son el refrigerio perfecto, en especial teniendo en cuenta que se comen fríos.

Ingredientes (para 4 porciones)

Para los bocados:

- 1 libra de salmón ahumado

- 1 pepino mediano

- 2 cucharadas de cebollines largos frescos

- Queso de anacardos

Para el queso de anacardos:

- 1 y ½ tazas de anacardos crudos

- ¼ taza de agua

- Jugo de 1 limón

- 1 diente de ajo

- ¼ cucharadita de sal

Preparación

Preparar el queso de anacardo primero. Colocar los anacardos en un bol y cubrir con agua, usar una cantidad mayor si es necesario. Dejar reposar por 3-4 horas. Escurrir los anacardos y llevar a un procesador de alimentos.

Agregar el resto de los ingredientes para el queso de anacardos en el procesador, y procesar hasta obtener una mezcla contextura suave y cremosa. Se puede añadir más agua si es necesario para tener una textura más suelta, dependiendo de la consistencia deseada.

Cortar el pepino en rodajas con un grosor de ¼ pulgada. Agregar un poco del queso de anacardo y una cucharada de salmón a cada bocado. Colocar en una bandeja y decorar por arriba con el cebollín largo antes de servir.

Paletas Simples de Sandía

Este es el mejor refrigerio para un día de verano. La menta fresca de esta receta lo hace incluso más refrescante y le da un sabor que contrasta con la sandía.

Ingredientes (para 2 porciones)

- 4 tazas de sandía sin semillas cortada en cubos

- 1 taza de agua

- Jugo de 1 limón

- ½ melón cantalupo mediano cortado en cubos

- 3 cucharadas de menta fresca

Preparación

Llevar el melón y la sandía a un procesador de alimentos y procesar hasta obtener un batido suave. Llevar la mezcla a una sartén honda a fuego medio y luego cocinar a fuego lento por 15 minutos.

Cuando la mezcla de sandía esté casi lista, colocar la menta en otra sartén y cubrir con agua. Hervir y luego dejar reposar por 3 minutos. Colar las hojas de menta y añadir el agua de menta a la sandía. Retirar la mezcla del fuego y añadir el jugo de limón.

La mezcla está lista para llevar al congelador. Puedes usar tazas de papel, una cubitera o moldes para paletas. Si usas una taza de papel o la cubitera, dejar que la mezcla tome firmeza por una hora antes de introducir la paleta. Congelar completamente por 4 horas antes de servir.

Brownies de Batata con Glaseado de Chocolate

Es probable que no esperarás encontrar un postre de este tipo en la dieta paleo. Se trata de una receta deliciosa con bastante sabor a chocolate. Aunque las batatas le dan a los brownies su textura esponjosa y húmeda, es imposible encontrar su sabor en esta receta.

Ingredientes (para 12 porciones)

Para el brownie:

- 1 batata grande pelada y horneada
- 1 taza de cacao en polvo sin azúcar
- 2 cucharadas de harina de coco
- 2 huevos
- ½ taza de aceite de coco derretido
- ½ taza de miel cruda
- 1 cucharada de polvo de hornear
- 1 cucharada de extracto de vainilla
- ½ cucharadita de bicarbonato de sodio

Para el glaseado:

- 1 taza de chispas de chocolate oscuro
- 1/3 taza de aceite de coco
- 1 cucharada de extracto de vainilla

Preparación

Precalentar el horno a 350 F. Hacer la batata puré y mezclar en un bol grande con el aceite de coco, huevos, miel y vainilla. En otro bol, agregar la harina de coco, el cacao en polvo, el bicarbonato y el polvo de hornear y mezclar bien. Agregar los ingredientes secos al bol con la mezcla de batata.

Reservar la mezcla. Cubrir el interior de un molde 8x8 con papel vegetal. Verter la mezcla de manera uniforme y llevar al horno por 25-30 minutos. El brownie estará listo cuando se pueda pinchar con un palillo y este salga limpio. No cocinar demasiado o los brownies no estarán húmedos.

Cuando los brownies estén el horno, se puede comenzar a preparar el glaseado. En una sartén al fuego, agregar el aceite de coco y las chispas de chocolate. Mezclar a fuego muy bajo hasta que se derrita. Añadir la vainilla y revolver. Retirar la sartén del fuego y colocar el glaseado dentro del refrigerador. Dejar que se enfríe completamente antes de continuar.

Sacar el glaseado y batir con un batidor de mano hasta que tenga una textura esponjosa. Cuando los brownies estén listos, dejarlos enfriar antes de cubrir con el glaseado y servir.

Mezcla Paleo de Frutos Secos

El *trail mix*, o mezcla de frutos secos, es un refrigerio excelente y saludable, que casi no necesita preparación, no necesita refrigerarse y puede disfrutarse en cualquier momento. Puedes usar esta receta o alterarla un poco para agregar tus frutos favoritos.

Ingredientes (para 12 porciones)

- 2 tazas de semillas de calabaza cruda sin sal
- 2 tazas de semillas de girasol horneadas sin sal
- 1 taza de almendras fileteadas horneadas sin sal
- ¾ taza de hojuelas de coco secas y tostadas
- ¾ taza piña deshidratada picada en cubos

Preparación

Agregar todo los ingredientes a un bol grande y agitar para combinarlos bien. Almacenar en un recipiente hermético, ¡y a disfrutar!

Bocados de 'Helado'

Estos bocados de 'helado' cubiertos de chocolate seguro calmarán tus antojos. La mejor parte es que la receta solo incluye ingredientes de la dieta paleo, por lo que no tienes que sentirte culpable por comer más de uno.

Ingredientes (para 6 porciones)

- 3 bananas medianas cortadas en piezas de 1 pulgada y previamente congeladas

- 7 oz. de chocolate negro con 80% de cacao picado finamente

- ¼ taza de aceite de coco

- 3 cucharadas de almendras tostadas y picadas

- 1 cucharadita de extracto de vainilla

- 1/8 cucharadita de sal

Preparación

Agregar las bananas congeladas y el extracto de vainilla a un procesador de alimentos y procesar hasta obtener una mezcla suave y cremosa. Llevar este helado a un recipiente hermético y congelar por 2-3 horas hasta que se solidifique.

Usar una cuchara corriente o una cuchara de helados pequeña para formar pequeñas bolas de helado. Formar 24 bolas de helado para tener una porción de 4 por persona al momento de servir. Forrar una bandeja con papel vegetal y colocar sobre ella las bolas de helado. Cuando se hayan formado las bolas, llevar de nuevo al congelador para que no se derritan mientras se prepara el chocolate.

Derretir el chocolate junto al aceite de coco en baño maría. Otra opción es utilizar el microondas por 20-30 segundos hasta que el chocolate esté suave. Usar un pincho o un tenedor para bañar cada bola en la mezcla de chocolate. Cubrir unas almendras tostadas y regresar a la bandeja. Dejar reposar por 10-15 minutos en el congelador (o hasta que el chocolate esté firme) antes de servir.

Bocados de Batata, Tocino y Tomate

El tocino crujiente y salado acompañado de tomates jugosos y batata tierna para lograr una combinación de sabores. Estos bocados son excelentes fríos o calientes, así que prepara algunos con antelación y llévalos al refrigerado para cuando sientas hambre.

Ingredientes (para 6 porciones)

- 2 batatas medianas

- 2 tazas de tomates uva picados en cuartos

- 6 rebanadas de tocino picados y cocinados en una sartén hasta crujir

- ¼ taza de perejil fresco picado

- 2 cucharadas de aceite de oliva

- ¼ cucharadita de sal

- 1/8 cucharadita de pimienta

Preparación

Calentar el asador a temperatura alta y colocar papel vegetal sobre una bandeja para hornear. Cortar las batatas en rodajas con un grosor de 1/8 de pulgada. Cubrir con la mitad del aceite de oliva y agregar sal. Llevar al asador hasta que estén ligeramente carbonizadas por fuera y suaves por dentro.

Mientras se cocinan las batatas, agregar el resto del aceite de oliva al tocino crujiente, tomates y el perejil, y agitar para combinar los ingredientes. Colocar una cucharada de esta mezcla sobre las batatas y sazonar con pimienta antes de servir.

Crisp de Ruibarbo y Fresa

Este postre dulce y ácido nos recuerda a todo el sabor de una tarta de fresa y ruibarbo, pero libre de azúcar procesada. En su lugar, se utiliza miel natural y azúcar de dátiles como endulzantes y para crisp (o el crumble) es una versión sin gluten.

Ingredientes (para 4 porciones)

- 2 tazas de fresas frescas limpias y cortadas en rodajas
- ½ libra de ruibarbos pelados y cortados en cubos
- ¾ taza de almendras picadas finamente o molidas en trozos gruesos
- ¾ taza de aceite de coco
- ½ taza de puré de manzana sin azúcar
- ½ taza de azúcar de coco
- ½ taza de almidón o harina de tapioca
- ¼ taza de miel cruda
- ¼ taza de azúcar de dátiles
- 1/8 taza de harina de coco

Preparación

Precalentar el horno a 400 F. En un bol, mezclar las fresas y el ruibarbo con la miel cruda, el azúcar de dátiles y la harina de almendras. Revolver bien para combinar. Engrasar un molde 9x9 con aceite y esparcir la mezcla preparada. Reservar.

En un bol mediano, mezclar las 2 harinas con el azúcar de coco, las almendras, el azúcar de coco, el puré de manzana y el aceite de coco. Revolver bien los ingredientes hasta que se distribuyan completamente. Verter sobre el moldee con las fresas y el ruibarbo. Hornear por 35-40 minutos hasta que las fresas y los ruibarbos se hayan ablandado y la parte de arriba empiece a dorarse.

Para servir, puedes decorar por encima con crema batida de coco (la receta está más adelante). También se puede decorar con rodajas frescas de fresas y ruibarbos.

Crema Batida de Coco

Teniendo en cuenta que la crema batida tradicional está llena de azúcar y lácteos procesados, es normal asumir que este tipo de comidas está fuera de la dieta paleo. Cuando elijas la leche de coco para esta receta, asegúrate de que sea entera. Debes poder separar el líquido de los aceites grasos del coco.

Ingredientes (para 4 porciones)

- 1 lata de leche de coco entera (refrigerada toda la noche con la lata al revés)

- 1/8 cucharadita de canela o nuez moscada (opcional)

- 1/8 cucharadita de extracto de vainilla (opcional)

Preparación

Si la leche de coco se refrigero al revés, entonces es más fácil separar los aceites grasos que se acumulan arriba. Retirar los aceites y reservar el líquido para otra receta o simplemente desecharlo. Llevar el aceite solidificado a un bol mediano y batir con un batidor de mano o uno eléctrico hasta que se formen picos suaves sobre la mezcla. Agregar la vainilla y la canela si deseas usarlas, y batir hasta que la crema batida de coco alcance la consistencia deseada.

Macarrones de Almendra

Esta deliciosa y mantecosa receta simplemente se derrite en tu boca. Esta receta con ingredientes de la dieta paleo tiene mucho sabor a almendras y puede satisfacer tus ansias por comer algo dulce.

Ingredientes (para 6 porciones)

- 1 y ¼ tazas de almendras

- 2 claras de huevo batidas

- ¼ taza de miel cruda

- 1 cucharadita de jugo de limón

- 1 cucharadita de cáscara de limón

- 1/8 cucharadita de canela

Preparación

Precalentar el horno a 250 F. Procesar las almendras en un procesador de alimentos para obtener trozos grandes, con cuidado de no procesar demasiado y terminar con una pasta. Reservar las almendras.

En un bol mediano, agregar la cáscara de limón y la canela. Mezclar bien. Agregar las claras de huevo batidas, el jugo de limón y la miel. Batir hasta que todos los ingredientes estén incorporados. Agregar los trozos de almendra al bol y mezclar bien.

Cubrir una bandeja para hornear con papel vegetal. Usar una cuchara pequeña para crear formar pequeñas masas con la mezcla. Cuando se acabe la masa, llevar al horno por 30 minutos. Usar una espátula para retirar los macarrones del papel fácilmente cuando sigan ligeramente calientes.

Pudín de Semillas de Chía con Coco y nueces Pecanas

Este postre es fácil de preparar, y es tan rápido que podría ser una receta para el desayuno. Puede comerse 2 horas después de prepararse, pero es mejor refrigerarlo toda la noche para que las semillas de chía estén mucho más suaves.

Ingredientes (para 4 porciones)

- 2/3 taza de semillas de chía

- 3 tazas de leche de coco entera

- 1/3 taza de coco rallado sin azúcar

- 1/3 taza de nueces pecanas picadas

- 1 cucharadita de miel cruda

- 1 cucharadita de extracto de vainilla

Preparación

Colocar las semillas de chía en un recipiente hermético o en un tarro de cristal y mezclar con leche de coco, miel y vainilla. Después de revolver bien, sellar y llevar al refrigerador por al menos2 horas. Antes de servir, mezclar el coco rallado y las nueces pecanas dentro del pudín. Decorar con un poco más de coco y nueces.

Conclusión

¡Gracias nuevamente por descargar este libro!

Espero que con este libro puedas lograr algunas de tus metas para mejorar tu salud por medio de la dieta paleolítica. Ya sea que busques adelgazar o solo mejorar tu salud en general, las recetas y pautas presentadas en este libro pueden realmente ayudarte.

El siguiente paso es limpiar tu casa de toda esa comida chatarra y reemplazarla con algunos de los alimentos integrales y ricos en nutrientes para comenzar a preparar las recetas de la dieta paleo encontradas en este libro. Ya tienes el conocimiento, ¡el resto depende de ti!

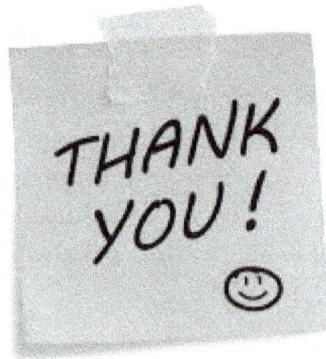

Para finalizar, si disfrutaste este libro, me gustaría pedirte un favor. ¿Serías tan amable de escribir una reseña sobre el libro en Amazon? ¡Te lo agradecería mucho!

¡Muchas gracias y buena suerte!

Revisa Mis Otros Libros

A continuación encontrarás algunos de mis más populares libros en Amazon y también en Kindle. Simplemente haz clic en los siguientes enlaces para verlos. También puedes visitar mi página de autor en Amazon para ver otros trabajos de mi autoría.